LE
FER MAGNÉTIQUE

SES PROPRIÉTÉS THÉRAPEUTIQUES

ET SON

EMPLOI DANS LE TRAITEMENT DES MALADIES

PROVENANT DE L'ALTÉRATION DU SANG

Par JACK, Chimiste

PARIS

COMPAGNIE GÉNÉRALE D'IMPRIMERIE, 18 & 19, PASSAGE DE L'OPÉRA

Succursale : 194, rue Lafayette

Administrateur-Directeur : L. DE LA SAIGNE

1883

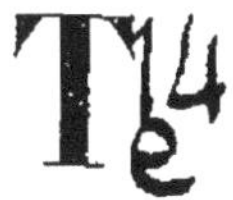

LE
FER MAGNÉTIQUE

SES PROPRIÉTÉS THÉRAPEUTIQUES

ET SON

EMPLOI DANS LE TRAITEMENT DES MALADIES

PROVENANT DE L'ALTÉRATION DU SANG

Par JACK, Chimiste

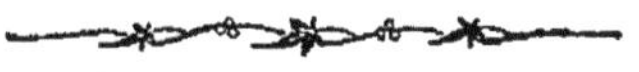

PARIS

COMPAGNIE GÉNÉRALE D'IMPRIMERIE, 18 & 19, PASSAGE DE L'OPÉRA

Succursale : 194, rue Lafayette

Administrateur-Directeur : L. DE LA SAIGNE

—

1883

AVANT-PROPOS

En l'appelant du nom de *Rénovation Sublime*, je crois donner la meilleure, la vraie qualification qui convienne à la théorie que je vais exposer. Rien n'est bien nouveau ici-bas, et en préconisant le Fer et son application unique, je ne fais que rappeler les merveilleuses qualités du Fer sur notre organisme, qualités que la plus haute antiquité a connue, et qui ont été oubliées faute de connaissances suffisantes qui permissent d'en établir une thérapeutique certaine. Certains chercheurs, tels que Borel, Marcellus, et autres de l'antiquité, reconnaissaient par intuition les vertus du Fer magnétique, et les plus anciens peuples les connurent de bonne heure par ses résultats et ses miraculeux effets. Mais comment en établir la théorie sans en connaître les causes ? C'est ce que je cherche à démontrer dans le cours de ce travail, aujourd'hui que la science et les expériences de certains auteurs commencent à donner des résultats, encore insuffisants pour déblayer les incertitudes qui entourent la théorie de l'emploi du Fer magnétique, mais cependant permettant mieux qu'à ces époques reculées d'essayer de démontrer les prodigieuses vertus du Fer magnétique sur notre système organique en général. Ne nous privons pas de ces bienfaits magnétiques, dont la réapparition a donné des résultats sans pareils dans la thérapeutique générale des temps passés et modernes. Si l'on a ainsi abandonné l'emploi du Fer magnétique, cela est assurément dû à l'antagonisme de certaines méthodes qui, dans la discussion, ont nié les bienfaits d'un remède souverain et peu coûteux ; peut-être aussi doit-on cet oubli au peu de connaissances que l'on avait du magnétisme à ces époques. Bien qu'aujourd'hui nous n'ayons de cette science que des notions encore imparfaites, nous pouvons nous croire mieux éclairés et espérer dans l'avenir.

En médecine, comme en toutes choses, bien des remèdes ont été préconisés, puis abandonnés pour faire place à de nouveaux, qui, pour être moins bons, n'en détrônaient pas moins ces premiers, pour, eux à leur tour, faire place à d'autres. La raison s'en explique en considérant que toujours on applique ces remèdes alors qu'on n'a pas su éviter ou enrayer le mal, avant que des complications l'aient rendu incurable, ce qui conduit à des perturbations cruelles et irrémédiables : tout cela faute de remèdes puissants et certains pour obtenir une guérison prompte et radicale. Aussi, ayant trouvé ce remède certain dans l'emploi des Barreaux magnétiques, il ne faut pas craindre de les proclamer comme le remède infaillible et unique contre toutes les maladies provenant du sang, des nerfs, des muscles, etc.

Depuis longtemps (onze ans), je souffrais de crampes horribles sans que j'aie obtenu aucun soulagement des remèdes ordinairement employés. Ayant lu dans

1.

d'anciens ouvrages que l'emploi du Fer avait du succès dans ce cas, chaque fois que les crampes me prenaient j'appliquais un morceau de Fer sur les parties atteintes ; immédiatement je sentais un soulagement. Une fois, n'ayant pas sous la main un morceau de Fer ordinaire, je pris une pièce de Fer magnétique, et je fus tellement soulagé que je me crus guéri. C'est ce qui est arrivé quelque temps après en continuant l'emploi du Fer magnétique. Ma guérison fut complète.

Voulant approfondir les merveilleuses propriétés de ces Barreaux, j'ai été appelé à reconnaître que ces phénomènes étaient en pratique dans l'antiquité et oubliés depuis des siècles ; comme bien d'autres bonnes idées, ils ont été abandonnés. Convaincu par expérience de la bonté, de l'efficacité du procédé, j'en ai continué la pratique, et bien m'en a pris, car je me suis guéri non seulement de mes crampes, mais encore d'autres affections provenant du sang, des nerfs, des muscles, etc.

J'ai été heureux de reconnaître, d'après mes recherches et mes expériences, que l'emploi des Barreaux magnétiques guérissait toutes les maladies, les infirmités qui affligent notre pauvre espèce.

Ma certitude a été grande quand je me suis vu guéri d'une éruption de sang et d'une névralgie opiniâtre qui me faisaient souffrir également depuis onze ans. Délivré, je ne pouvais plus douter des effets vraiment miraculeux du magnétisme du Fer sur notre organisme en général.

Après de nombreuses recherches, j'ai découvert que les plus anciens peuples connaissaient les propriétés du Fer magnétique. Cette action merveilleuse et inexplicable pour eux devait leur faire supposer que cette substance ou métal jouissait de vertus médicinales surnaturelles ; car on voit Galien, Dioscoride, Avicenne, praticiens célèbres de ces temps, les recommander pour éviter et guérir toutes les maladies ayant pour origine la décomposition du sang.

On voit, au commencement du dix-huitième siècle, Borel le recommander contre les affections hystériques ; et Le Helle, astronome de Vienne en Autriche, ayant imaginé des armures magnétiques, c'est-à-dire des plaques de Fer ou d'Acier qui, en une ou plusieurs pièces, s'adaptaient à la forme des parties malades, cette idée obtint une vogue incroyable, et les armures métalliques en Fer devinrent un remède universel. Mieux instruit sur le magnétisme du Fer et sur sa conductibilité, le père Le Helle aurait obtenu de meilleurs résultats en plaçant le même métal dans le lit du malade et en évitant d'interposer aucun corps isolant, ce qui eût été moins pénible pour le malade, meilleur et plus efficace.

La Société royale de Médecine de cette époque crut alors devoir nommer une commission pour assister aux expériences que proposa d'exécuter l'abbé Lenoble, un des plus enthousiastes partisans du Fer magnétique. La commission constata des guérisons dans certain nombre de maladies offrant un caractère névralgique prédominant. Les observations des principaux praticiens sont venues confirmer ces résultats et préconiser l'emploi du Fer magnétique, quand tous moyens thérapeutiques avaient échoué. C'était reconnaître la supériorité incontestable des qualités du Fer magnétique sur les autres remèdes du Codex. Il fallait donc que ces effets fussent bien supérieurs et bien incontestables pour qu'on émît une pareille opinion et qu'on prît une telle décision. Seulement on s'étonne que ces résolutions aient porté plus particulièrement sur les affections névralgiques que sur les autres maladies, qui toutes également proviennent d'une désorganisation du sang, qui, privé de ses globules et de ses autres éléments, provoque toutes les maladies, ou sanguines, ou nerveuses, ou musculaires, ou même muqueuses, et de tous les organes qui en dépendent. C'était donc une erreur que d'oublier que les nerfs ne sont malades que si le sang fonctionne mal.

En étudiant les causes de cette affection, on reconnaît que le sang joue le premier rôle dans notre organisme. La suite démontrera la vérité de cette affirmation, bien que, suivant le tempérament du malade, la prédisposition ou la faiblesse d'un organe plutôt que d'un autre,

il se détermine chez chaque sujet une
maladie particulière inhérente à sa constitution ou à son tempérament. Si, chez
certains, c'est le sang qui supporte les
affections, vous aurez à craindre les apoplexies, qui sont des atteintes du centre
nerveux encéphale rachidien, qui se manifestent par une perturbation plus ou
moins complète du sentiment et du mouvement dans une ou plusieurs parties du
corps. L'apoplexie se divise, d'après son
siège, en apoplexie cérébrale ou rachi-
dienne ; elle dépend soit d'un simple en-
gorgement des vaisseaux sanguins encé-
phaliques ou d'une extravasion du sang
hors des vaisseaux, soit d'une accumulation brusque de sérosités dans les cavités
du cerveau, soit d'une cause inconnue
qui ne laisse aucune trace appréciable. Les
causes des apoplexies sont très nombreuses et toutes causées par le déplace-
ment du sang ; de là, maladie de la moelle
épinière, des muscles et des nerfs.

Sur cette maladie, il y aurait des volu-
mes à écrire ; malheureusement, les résultats obtenus sont bien loin de concorder

entre eux ; le seul fait acquis à la science, c'est que cette maladie provient du sang, des nerfs, des muscles et du cerveau, tous organes à qui la pureté du sang manque.

Aussi, que doivent être nos soins pour l'entretien d'un corps aussi essentiel à notre santé, à notre existence. En effet, sans sa pureté, toutes celles des maladies qui vont être passées en revue peuvent nous atteindre dans leur plus affligeante intensité.

Heureusement, la nature, dans son inépuisable prévoyance, a mis le remède à côté du mal ; elle nous a donné l'instinct de trouver ce remède ; à nous de le chercher ou de le deviner. En cela, l'homme est moins clairvoyant que la bête, qui sait le trouver.

Avant de passer en revue une partie des maladies causées par le sang, il ne sera pas hors de propos de donner du sang même la description et de lui appliquer une théorie scientifique.

Du Sang

Chez l'homme et chez les animaux mammifères le sang est liquide et assez épais, d'une couleur rouge plus ou moins foncée ; il remplit le système entier des vaisseaux artériels et veineux. La pesanteur du sang varie de 1052 à 1057 ; il est légèrement alcalin et possède une saveur un peu salée, ainsi qu'une odeur particulière ; il est constitué de deux parties différentes : l'une liquide et transparente, appelée liqueur sanguine ou plasma du sang ; l'autre consistant en une multitude de globules microscopiques qui nagent dans le plasma et sont entraînées avec lui dans le torrent de la circulation. Lorsque l'on tire du sang d'une veine et qu'on l'abandonne à lui-même dans un vase, il ne tarde pas à se séparer en deux parties qui représentent, l'une une masse compacte et colorée qu'on nomme caillot, *coagulum*, et l'autre un liquide clair et jaunâtre qu'on nomme sérum. Cette séparation spontanée en deux parties est due à la coagulation de la fibrine, qui entraîne avec elle et emprisonne dans ses mailles les globules du sang. Or, comme ces globules sont généralement douées d'une couleur rouge prononcée, elles donnent leur couleur à la masse du caillot. En outre, comme ces globules sont plus denses que le sang, si la stagnation de ce liquide a duré quelque temps avant la solidification de la fibrine, les globules tombent vers la partie déclitive du vase où on les a reçues. Alors, une portion de fibrine, ne rencontrant pas de globules, se coagule en conservant sa coloration propre, et le caillot se compose ainsi de deux parties : l'une, superficielle, grisâtre, demi-transparente ou blanchâtre, qui est formée de fibrine presque pure et qu'on nomme *couenne;* l'autre, inférieure et colorée, qui est composée de fibrine et de globules rouges et qu'on nomme quelquefois *cruor.* Quant au sérum du sang, on voit, d'après cela, qu'il n'est autre chose que le plasma dépouillé de sa fibrine.

Des éléments et de la composition du sang. — Ces globules sont de deux sortes, les rouges et les blanches. Elles ont, chez les hommes, la forme de petits disques amincis sur les bords. La matière qui donne au contenu sa couleur n'existe dans les globules qu'en très faible quantité et renferme une petite proportion de sesquioxyde de Fer. Les globules blanches sont sphériques et peu nombreuses. On estime que leur nombre est à celui des globules rouges comme 1 est à 150. Sur 1.000 grammes de sang il y a 127 grammes de globules desséchées, et, dans ces 227 grammes, l'hématose y entre pour deux. On peut admettre qu'en moyenne les globules forment, dans le sang vivant, 50 pour 100 de la masse totale ; la fibrine n'existe qu'en petite quantité (2 à 3 millièmes) ; le sérum n'est autre chose que de l'eau tenant en suspension un grand nombre de substances. Les éléments les plus abondants du sérum sont l'albumine, le carbonate, le phosphate, le sulfate et l'acétate de soude. Le carbonate de soude est peut-être celui de tous ces sels qui joue le rôle le plus important. Le sang lui doit son alcalinité ; c'est lui aussi qui paraît entretenir la fermeté et l'élasticité des globules.

A l'état normal, le sang contient, outre du Fer, du cuivre, du plomb, du manganèse, des gaz oxygène et hydrogène, de l'azote, de l'acide carbonique, et enfin du sucre.

Le sang diffère extrêmement chez le même individu. On sait généralement que le sang artériel est d'un rouge vif rutilant, tandis que le veineux est plus foncé. A la mort, le sang perd la moitié de son poids.

Du sang dans la série animale. — Les plus apparentes différences sont principalement dans sa coloration, la forme de ses globules, sa température. Dans les quatre classes des vertébrés, le sang est rouge, mais il ne possède une température élevée que dans les deux premières : les mammifères et les oiseaux. Il est froid chez les reptiles et les poissons, ainsi que chez les invertébrés. Les premiers sont appelés animaux à sang chaud et les autres animaux à sang froid, et le sang de ces derniers est généralement blanc. Le sang artériel, qui doit sa couleur vermeille à l'oxygène introduit dans les poumons et dissous dans le sang, prend une teinte plus foncée et devient veineux en traversant les capillaires du corps. Ce changement résulte du conflit dans lequel le sang vivifie les organes et devient par cela même incapable d'exercer plus longtemps sur eux cette action vivifiante. Le sang que les veines ramènent au cœur est plus riche en acide carbonique ; mais pendant qu'il traverse les poumons, il exhale de l'acide carbonique, absorbe de l'oxygène, reprend sa couleur vermeille et acquiert de nouveau la faculté de stimuler et vivifier les organes. Or, comme il suffit de quelques minutes pour que le sang parcoure le système circulatoire tout entier, il ne faut, par conséquent, que quelques minutes pour que les éléments qui le constituent acquièrent et perdent le pouvoir de vivifier les diverses parties de l'organisme ; c'est à l'état artériel seulement que le sang est capable de maintenir la vie. Lorsque, par une cause quelconque, l'hématose, ou la conversion du sang veineux en sang artériel, vient à s'arrêter, il en résulte l'asphyxie ou même la mort. Les fonctions qui exigent le plus de sang artériel sont celles du système nerveux et de la vie animale en général. Ce sang n'est pas aussi nécessaire à l'accomplissement des fonctions de la vie organique. Il a été démontré que le pouvoir vivifiant du sang réside moins dans le sérum que dans les globules rouges qui y nagent.

Formation du sang. — Il est impossible de déterminer d'une manière absolue la quantité de sang que contient le corps vivant lorsqu'un homme meurt d'hémorrhagie on lorsqu'on fait périr un animal en lui ouvrant une grosse artère ; la quantité de sang qui s'écoule est loin de représenter la masse totale du sang, car il en reste toujours dans les petits vaisseaux une portion considérable qui s'y coagule. On ne peut donc déterminer la masse du sang que d'une manière approximative et à l'aide de méthodes insuffisantes ; d'après de nombreuses expériences, on évalue la masse du sang d'un homme du cinquième au huitième de son poids ; toute cette masse est dans un état de métamorphose

2.

perpétuel. Néanmoins, par l'effet du balancement des actions opposées dont elle est le théâtre, elle conserve en général une composition assez constante. D'un côté, le sang sert à la nutrition des tissus et à la formation des produits de sécrétion ; de l'autre, il se renouvelle sans cesse aux dépens des matériaux regressifs puisés dans les trames de tous les tissus par le système lymphatique et par le système veineux. Ce mouvement incessant de composition et de décomposition s'opère en outre avec une activité et une rapidité merveilleuses. Parmi les éléments du sang, l'eau, les matières salines et organiques dissoutes proviennent soit du dehors, par l'absorption digestive, soit du dedans, par résorption, etc.

Quant à préciser le point exact de la formation du sang et des globules qui le composent, la chose n'est pas possible dans l'état actuel de la science, suivant certains auteurs.

On a dit, il est vrai, que les globules prennent naissance dans le sang au moment de son passage dans les poumons, en s'appuyant sur ce que le sang artériel en renferme un peu plus que le sang veineux ; mais les expériences faites à ce sujet tentent à prouver que le foie est le lieu de formation des globules rouges ; cette doctrine s'accorde parfaitement avec le fait que le sang le plus riche est le sang artériel en globules ; car le sang qui vient du foie s'écoule vers le cœur dans les cavités droites, et par conséquent vers les valvules, d'où il gagne aussitôt les cavités gauches du cœur.

LE
FER MAGNÉTIQUE

SES PROPRIÉTÉS THÉRAPEUTIQUES

ET SON

EMPLOI DANS LE TRAITEMENT DES MALADIES

PROVENANT DE L'ALTÉRATION DU SANG

**Description des principales maladies causées
par le sang, les nerfs, les muscles, etc.**

Anémie.

Deux opinions se discutent sur la vraie cause de cette affection ; certains auteurs veulent que ce soit la quantité du sang qui soit diminuée, comme après une abondante saignée ; d'autres veulent que la quantité reste la même, mais privée d'une partie de ses éléments essentiels, fibrine, matières colorantes, fer et sels, et n'exerçant plus sur l'organisme la même influence vivifiante. Dans son étymologie, le terme *anémie* signifie absence complète de sang. Pour le premier auteur, rendez ce sang ; pour le second, donnez-lui ses propriétés physiologiques, et vous aurez fait disparaître le mal. En ce cas, l'emploi des Barreaux magnétiques permet à ce sang de s'oxygéner, pare aux progrès du mal et le guérit en peu de temps.

Anévrisme.

Le terme d'anévrisme n'est pas défini : tantôt on l'applique à la simple dilatation qui comprend la totalité ou une partie de la circonférence des artères ; tantôt on désigne sous ce nom l'accumulation du sang dans une sorte de poche, résultant de la dilatation ou distention d'une ou plusieurs artères artérielles ; tantôt il sert à désigner les tumeurs formées par le sang échappé d'une artère, et enfin on emploie encore ce nom en parlant des dilatations avec ou sans hypertrophie. Toutes ces maladies sont produites par le mauvais fonctionnement du sang et le dérèglement des nerfs. Tout cela sera efficacement combattu par les Barreaux.

La Chlorose.

C'est une affection qui a pour caractère la décoloration de la peau, la pâleur extrême du visage, une débilité prononcée ; elle offre comme altération anatomique une diminution d'abord des globules et des autres matériaux solides du sang. Cette affection, qu'on appelle « pâles couleurs », est beaucoup plus fréquente chez les femmes que chez les hommes ; généralement, dans l'un ou l'autre sexe, elle survient ordinairement à l'époque de la puberté. Il y a des exceptions pour les influences physiques, morales et de mauvaise hygiène. Ces cas rendent le sang moins abondant, plus pâle, plus séreux. Parfois la leucorrhée précède, suit ou remplace cette hémorragie normale ; l'enchaînement des symptômes n'est pas toujours le même ; il varie suivant la constitution du malade, la composition du sang, qui est privé de la quantité de fibrine et de fer qu'il contient à l'état normal, le sérum y étant plus ou moins ferrugineux, et enfin suivant l'hygiène. L'usage des Barreaux et des pastilles anéantit cette terrible affection.

Pertes blanches, Leucorrhée.

La leucorrhée, appelée perte blanche, est le catarrhe de la membrane muqueuse utéro-vaginale. L'écoulement qui en est le produit est loin d'être toujours blanc, ainsi que semblerait l'indiquer son nom. Cette affection résulte de causes extrêmement variées, comme une constitution faible et lymphatique, une habitation froide et humide, etc.

Cette maladie n'est pas grave par elle-même, mais elle est souvent fort opiniâtre ; c'est bien plus par les moyens hygiéniques que par les agents thérapeutiques qu'on vient à bout de s'en rendre maître. Aussi, recommandons-nous les Barreaux magnétiques, qui peuvent être classés dans cette catégorie.

Lymphatisme.

Les vaisseaux lymphatiques, appelés aussi vaisseaux absorbants séreux et vaisseaux blancs, sont très répandus dans presque tous les tissus et organes de la vie animale, où ils absorbent le chyle et la lymphe, qui sont ensuite versés dans le système veineux après avoir traversé un ou plusieurs corps appelés ganglions lymphatiques, etc. La difficulté que présente l'anatomie des ganglions lymphatiques a fait négliger leur étude, et il reste beaucoup à faire ; aussi, ne connait-on les maladies du système lymphatique que par leur inflammation ; le traitement ne diffère pas de celui de la phlébite, qui est une maladie des veines, causée par la décomposition du sang, qui sera rendu à son état normal par l'application des Barreaux.

Syncope.

On donne le nom de syncope à la suspension subite et momentanée des fonctions du cœur avec interruption de la respiration, des sensations et des mouvements volontaires. Lorsqu'elle dure un temps assez long, dans divers états, le cœur, cessant de se contracter assez énergiquement, et le sang n'arrivant plus au cerveau, l'action de celui-ci s'anéantit faute de son excitant naturel ; les sensations, la locomotion et la voix, qui sont, ainsi que la respiration, sous la dépendance immédiate de l'encéphale, se trouvent, par conséquent, interrompus. Le sang fonctionnant mal en est la cause, qui ne se représenterait plus ou serait bien atténuée par l'usage des Barreaux.

Hémorroïdes.

Les hémorroïdes sont des tumeurs anormales que forment les veines du rectum lorsqu'elles viennent à se dilater ; ces tumeurs déterminent souvent un écoulement de sang par l'anus, nommé flux hémorroïdal ; les tumeurs sont de plusieurs sortes : fluantes, sèches ou aveugles, suivant qu'elles sont ou sanguines ou à écoulement simple. Il y a encore d'autres distinctions qui viennent compliquer cette affection par des dilatations de veines qui remplissent de sang ou de caillots le bourrelet formé autour de l'anus. La couleur de ces dilatations est violacée ; leur volume varie entre celui d'un petit pois et celui d'un œuf ; à un degré plus compliqué, le tissu cellulaire qui entoure la circonférence veineuse, s'enflamme, s'indure et s'infiltre du sang provenant de la rupture des vaisseaux variqueux.

3

Souvent l'hémorragie se manifeste en un suintement sanguin qui augmente graduellement pour se terminer de même ; tantôt il éclate instantanément et continue pendant plusieurs heures sous la forme d'un jet de sang modéré ; il se borne, en ce cas, à faire disparaître l'état congestionnel qui l'a précédé ; mais, s'il continue longtemps, il détermine l'anémie.

Enfin, les tumeurs, parvenues à un volume considérable, s'irritent continuellement, causent des douleurs intolérables et menacent profondément la santé ; de plus, l'inflammation peut se propager aux tissus cellulaires environnants, produire des abcès et le décollement de l'intestin, etc. Donc éviter tant de souffrances serait un grand bienfait que, seuls, les Barreaux peuvent procurer.

Hématurie, ou Pissement de sang.

Elle a été distinguée en hématurie rénale, hématurie utérétique, hématurie vésicale et hématurie urétrale, suivant que le sang expulsé au dehors provient des reins, des utères, de la vessie ou du canal urétral ; outre cette division, on distingue l'hématurie symptomatique et l'hématurie essentielle. Les causes les plus fréquentes de la première sont la présence de graviers ou de calculs dans les diverses parties des voies urinaires, les lésions organiques du col de la vessie, le développement des fongus prostatiques et la distension forcée du réservoir vésical dans les rétentions d'urine. L'hématurie s'observe quelquefois dans le cours des scarlatines et des petites-véroles graves, dans le scorbut, etc. ; elle résulte de l'altération du sang lui-même. L'hématurie essentielle, beaucoup plus rare dans nos climats que la symptomatique, succède le plus souvent à la suppression de quelque hémorragie habituelle ; elle est aussi quelquefois produite par l'abus des diurétiques, des purgatifs âcres, par l'action des cantharides ; elle existe à l'*état endémique* et attaque les enfants tout comme les adultes. Le pronostic de l'hématurie est subordonné à sa nature et à sa cause ; il en est de même de son traitement, qui est très efficace par les Barreaux.

Varices.

La varice est la dilatation permanente d'une veine, produite par l'accumulation du sang dans sa cavité ; cette affection offre l'apparence d'une nodosité molle, inégale, allongée, sinueuse, indolente, livide, noirâtre, sans pulsation, qui cède facilement à l'impression du doigt, mais qui reparaît dès qu'on cesse de la comprimer ;

les varices siègent le plus habituellement aux jambes, quelquefois aux cuisses et aux aines ; elles prennent le nom de varicocèles lorsqu'elles affectent les veines du scrotum, et celui de cirsocèles lorsqu'elles ont leur siège dans le cordon testiculaire ; celles de l'anus sont connues sous le nom d'hémorroïdes. Les varices sont toujours dues à des obstacles qui gênent la circulation veineuse ; elles sont souvent indolentes et entraînent parfois des accidents graves. Quand elles sont un peu considérables, elles peuvent amener l'atrophie de l'organe à la fonction duquel elles coopèrent ; en outre, elles entraînent fréquemment, dans les membres qui en sont affectés, soit un œdème plus ou moins considérable, soit des ulcères qui ont une physionomie et une marche particulières, et qu'on désigne pour cette raison sous le nom d'ulcères variqueux. Le traitement des varices est connu de tout le monde ; dans les cas ordinaires, il consiste à comprimer les tumeurs variqueuses à l'aide d'un bandage ou d'un bas fabriqué à cet usage ; dans les cas graves, on a recours à diverses opérations chirurgicales qui ne sont pas sans danger. Liquéfier le sang en facilitant sa circulation est le rôle des Barreaux. Ainsi vous éviterez la maladie.

Vésicules.

Sous ce nom, les dermathologistes réunissent un certain nombre de maladies de la peau, causées par la décomposition du sang, toutes inflammatoires, essentiellement caractérisées par un développement plus ou moins considérable de vésicules qui sont formées par le soulèvement de l'épiderme, et qui sont remplies par un liquide séreux et transparent; les affections qui forment le groupe, sont au nombre de trois, savoir : l'eczéma, l'herpès et la miliaire. Quant à l'herpès, les dermatologistes en reconnaissent six genres : l'herpès phlycténoïde, l'herpès labial, l'herpès zoster, l'herpès circiné, l'herpès iris, l'herpès pudendi. Ces maladies ne sont pas dangereuses, mais le prurit qui les accompagne rend ces affections intolérables. En prévenir l'accès par des moyens persévérateurs, c'est s'éviter de graves et douloureuses souffrances. Ayez recours aux Barreaux, qui purifient le sang.

Prurit.

Ce mot n'a pas d'autre signification que celui de démangeaison et désigne une irritation singulière, mais, à ce qu'il semble, purement nerveuse, de la surface cutanée. En effet, bien

3.

que le phénomène du prurit accompagne certaines affections de la peau, il s'observe souvent sans que celle-ci présente aucun caractère d'inflammation. Le prurit peut être local ou général, spontané ou symptomatique ; quand il est général, il peut devenir intolérable au point d'entraîner le délire. Le prurit peut se calmer par de certains antispasmodiques. Mais lesquels employer ? La science ne sait absolument rien sur leurs modes d'action. Ce but, les Barreaux ont su l'atteindre.

Phlébite.

C'est l'inflammation de la membrane interne des veines. Cette inflammation présente deux séries de symptômes, les uns particuliers, les autres généraux ; il se manifeste d'abord des picotements dans la plaie, dont les bords s'écartent, se durcissent, se tuméfient et laissent sortir de la sanie sanguinolente ; la douleur devient vive et augmente par le toucher ; un gonflement inflammatoire s'empare des parties voisines et même de tous le membre ; des stries rougeâtres suivent le trajet des veines inflammées, qui sont à la fois sensibles et *rénitentes*.

Plus tard la veine forme, en allant de la plaie dans la direction du cœur, une corde noueuse, roulant sous le doigt ; des abcès se forment le long du vaisseau, et le pus s'écoule par la plaie.

Dans cette dernière période, on observe tous les caractères d'une vive réaction ; dans la seconde, qui correspond à l'infection du sang par le pus qui a été traîné dans le courant circulatoire, on observe tous les symptômes de collapsus (diminution subite et générale du système nerveux), qui caractérise la fièvre adynamique ou ataxique.

La phlébite est une maladie des plus graves et qui ne présente guère de chances de guérison si on ne l'attaque énergiquement dans sa première période. Plus tard, le mal est au-dessus des ressources de l'art. L'infection qui est le phénomène capital de cette maladie consiste dans une altération générale du sang, produite par le pus que sécrète la veine enflammée ; de plus, les globules purulentes, transportées dans tous les organes, paraissent agir comme des corps qui s'arrêtent dans certains capillaires, les enflamment et y déterminent de petits engorgements sanguins, bientôt suivis d'abcès. De là la multitude d'abcès disséminés dans toute l'économie, et particulièrement dans les poumons, le foie, la rate et les autres organes parenchymateux, que l'on rencontre à l'autopsie des individus morts à la suite d'une phlébite.

Cet exposé d'une minime partie des maladies . causées par le sang qui ne possède pas tous ses éléments, démontre surabondamment le prix que l'on doit attacher à sa parfaite composition, d'où dérivent toutes les heureuses dispositions de nos organes, sans éventualité aucune.

Les nerfs, comme le sang, jouent un grand rôle dans notre organisme, bien que leurs maladies proviennent généralement du sang. La prédisposition symptomatique chez certains sujets ou individus détermine généralement les affections reconnues sanguines, nerveuses, musculaires, bilieuses, mais ayant pour origine première l'altération du sang. C'est donc cette première origine qu'il faut annihiler pour éviter le cortège de toutes les maladies dont nous allons essayer de faire une revue explicative.

DES NERFS ET DE LEURS AFFECTIONS

La Catalepsie.

La catalepsie est une affection nerveuse intermittente caractérisée par une raideur générale ou partielle du système musculaire ; outre le trouble des fonctions de l'entendement, elle se manifeste par une succession irrégulière d'attaques pendant lesquelles les parties atteintes conservent la position qu'elles occupaient au moment où elles ont été frappées. C'est ce phénomène caractéristique qui lui a donné son nom.

La catalepsie proprement dite n'est pas mortelle ; le plus souvent, au bout d'un certain temps, et quand les nerfs se tempèrent, les attaques finissent par disparaître, d'autres fois elle se transforme en une affection différente : l'hystérie, l'épilepsie, la manie ou la mélancolie se produisent plus particulièrement chez les femmes et les enfants et surtout chez les sujets d'un tempérament nerveux ou mélancolique. Les détruire par les Barreaux.

Convulsions.

C'est une contraction musculaire ayant pour agents directs les muscles et pour agents secondaires, — mais d'une nécessité absolue, — les nerfs, le cordon rachidien et le cerveau. La convulsion peut provenir d'une lésion des muscles, des nerfs, de la moelle épinière ou de l'encéphale.

Les convulsions ne constituent jamais à elles seules une maladie ; elles sont toujours un simple phénomène symptomatique dont la signification est extrêmement variable ; ainsi, chez

les enfants, par suite de la prédominence du
système nerveux, on observe fréquemment des
convulsions violentes qui dépendent non d'une
lésion quelconque, mais de ce que le sang se
porte vers l'encéphale avec un peu plus d'éner-
gie qu'à l'ordinaire, comme dans le travail de
la dentition ; elles indiquent, au contraire, un
danger grave lorsqu'elles surviennent dans le
cours d'une fièvre éruptive, qui serait évitée par
notre système.

Epilepsie.

C'est une affection apyrétique, chronique ou
intermittente de l'encéphale qui se manifeste
par accès ou attaques ; lorsque la maladie a atteint un certain degré, elle est caractérisée par
des convulsions générales ou partielles, la perte
de l'intelligence, l'insensibilité de toutes les
parties du corps, mais sans paralysie consécutive du mouvement ou du sentiment.

Dans l'immense majorité des cas, les attaques ne sont point précédées de symptômes pré-
curseurs ; en général, au moment où le malade
s'y attend le moins, il perd connaissance et
tombe les yeux ouverts avec des contractions de
la face, des dents ; et puis, après quelques minutes, le cou devient raide, la tête se contourne ;
les muscles du visage ont pris alors des con-

tractions spasmodiques souvent répétées ; une écume couvre la bouche, et tous les membres sont agités de secousses convulsives ; la respiration est entrecoupée ; la suffocation paraît imminente. Cet état, qui dure de deux à huit minutes ordinairement, peut se prolonger beaucoup plus longtemps et se répéter à des intervalles très rapprochés. A ces secousses succèdent un re'âchement général du système musculaire et un frissonnement de tout le corps. Le retour des attaques est plus ou moins éloigné. Quelques épileptiques en ont plusieurs par jour ; d'autres n'en ont qu'une seule ; chez un grand nombre elles n'ont lieu qu'à des intervalles plus longs et tout à fait irréguliers. Un phénomène assez commun est la suspension des attaques pendant le cours d'une maladie accidentelle grave de la tête, de la poitrine.

L'épilepsie vient plus souvent avant qu'après la puberté ; on l'a observée dans les premiers jours de la vie ; elle est très rare chez les vieillards, et deux fois plus fréquente chez la femme que chez l'homme ; elle est aussi plus commune dans les pays froids que dans les pays chauds ; enfin, elle est héréditaire. Parmi les causes déterminantes de l'épilepsie, la frayeur est de beaucoup la plus fréquente. Elle est surtout

très puissante chez les femmes lorsqu'elles se
se trouvent dans la période menstruelle. Les
passions vives, la colère, la jalousie, les cha-
grins, etc., produisent souvent ces névroses.
L'épilepsie accompagne assez fréquemment
l'idiotie ; car on compte un épileptique sur huit
idiots.

Il est peu de maladies aussi graves ; elle est
presque toujours rebelle aux ressources de l'art.
L'anatomie pathologique n'a rien appris sur la
cause de cette infirmité ni sur les remèdes qui
peuvent la combattre. Il y a peu à faire
pendant les attaques ; on doit se borner à
desserrer les vêtements du malade, le mettre
au grand air et le contenir afin qu'il ne se
blesse pas. Si la congestion cérébrale, par son
intensité, menaçait de devenir funeste, une saignée générale serait nécessaire ; cela diminue
quelquefois la longueur de l'attaque et même
éloigne les suivantes.

Quant au traitement de l'épilepsie elle-
même, toutes les sortes de médications possibles et toutes les substances médicamenteuses
imaginables, depuis les plus actives jusqu'aux
plus inertes, ont été employées contre cette terrible maladie, et toujours sans succès. Avec le
caille-lait, l'opium, le nitrate d'argent, le quin-
quina, on a obtenu quelques adoucissements

rares ; mais il n'est pas possible de compter sur l'efficacité d'un agent thérapeutique quelconque. En usant avec persistance des Barreaux on triomphera de cette horrible maladie.

La Goutte.

Cette affection a son siège principalement dans les articulations. L'invasion de la goutte est souvent précédée de troubles digestifs, de flatuosités, de crampes dans les membres ; mais, d'autres fois, elle a lieu brusquement, au milieu de la nuit, par une douleur vive au gros orteil (70 fois sur 100), à la cheville, au talon etc. Cette douleur est tantôt comparable à la sensation que produirait une goutte de métal brûlant ; le frisson survient bientôt, et il est suivi d'une chaleur générale avec agitation plus ou moins vive ; il se produit autour de l'articulation un gonflement accompagné de rougeurs, de chaleur et de tension ; le malade rend une urine rouge qui contient beaucoup d'acide urique ou de graviers d'urate d'ammoniaque ; pendant un certain nombre de jours la douleur s'exaspère vers le soir ; puis une décroissance prononcée caractérise chacun des paroxysmes suivants : La durée de cette série de symptômes, est d'ordinaire de quatre à cinq jours ; elle constitue un accès. L'attaque se compose communément de trois ou quatre accès, et, par conséquent, dure une quinzaine ou une vingtaine de jours. Dans la très grande majorité des cas, la goutte n'affecte d'abord que les gros orteils ; mais ensuite elle se porte sur les petites articulations et ensuite elle se fixe sur les grandes. Cette affection est excessivement mobile et variable dans ses retours ; quand de nombreux accès se sont répétés, on remarque de grands changements ; il survient de graves accidents vers les organes importants, le cerveau, le cœur, l'estomac et les poumons ; on dit alors que la goutte est remontée ou répercutée. La goutte peut être acquise ou héréditaire. Dans le premier cas, elle se montre rarement avant l'âge de 35 ans ; on l'observe plus tôt dans le second cas. La nature de la goutte n'est pas encore bien déterminée ; cependant, la plupart des médecins s'accordent à la regarder comme une affection générale qui est sous la dépendance de l'état du sang et se lie aux affections calculeuses des voies urinaires ; on admet que sa cause réside dans une nourriture trop animalisée, d'une part ; de l'autre, dans une déperdition insuffisante. Le sang puise dans les aliments trop azotés un excès d'urée ou d'acide urique, et si les reins n'éliminent pas cet excès, l'acide urique donne lieu à la gravelle et à la diathèse goutteuse. Le travail et la fatigue, en activant la circulation du sang et la respiration, diminuent la proportion de l'urée. Ceci explique la rareté de la goutte chez les pauvres et les travailleurs et sa fréquence chez les riches, surtout s'ils s'adonnent au plaisir de la table, etc. La goutte s'observe beaucoup moins chez la femme que chez l'homme ; le traitement est peu varié : des cataplasmes émollients laudanisés, des boissons délayantes et de légers purgatifs ou des diurétiques, médicaments qui augmentent la sécrétion. Quelquefois on applique des sangsues, ce qui amène un soulagement notable. Quant au traitement de la diathèse (disposition), il consiste pour la plupart dans une sévère observation des règles de l'hygiène ; l'emploi des eaux alcalines est souvent avantageux ; mais c'est à l'homme de l'art de les ordonner ou les défendre. Tout démontre que cette maladie provient du sang. L'usage des Barreaux en rendra le retour impossible.

Hystérie.

Maladie ainsi appelée parce que l'on suppose généralement qu'elle a son siège dans l'utérus.

Selon certains auteurs, elle réside uniquement dans le système nerveux, ce qui semble plus vrai, malgré que cette maladie soit propre aux femmes, chez lesquelles elle s'observe principalement depuis l'âge de puberté jusqu'à l'époque critique. La diversité des phénomènes observés dans l'hystérie, rend sa définition peu facile. Dans son expression la plus bénigne, elle est désignée sous le nom de vapeurs par les gens du monde, et par le médecin sous le nom d'hystériasisme.

Parmi les phénomènes nerveux qu'on observe, on remarque un changement d'humeur ; le caractère devient bizarre et capricieux, la tristesse et les larmes sans sujet succèdent à une joie immodérée, etc.; parfois la lésion des facultés intellectuelles peut aller jusqu'à la vésanie (maladie mentale) et présenter des névralgies.

L'hystérie confirmée se prononce par accès et consiste principalement dans une sensation qu'on appelle globe hystérique ; il semble à la malade que cette boule part de la région intérieure de l'abdomen et remonte à la poitrine ou au cou, où elle produit une espèce d'étouffement et de strangulation. S. l'accès est fort, il produit un mouvement convulsif, souvent violent. ou de raideur tétanique (maladie de la moelle épinière) avec perte de connaissance et de sentiment, mais sans paralysie consécutive ; la malade pousse des cris ; après une durée très variable, la crise se termine par des bâillements et des pendiculations (s'étendre, s'étirer), une émission de larmes et des sueurs involontaires.

Il faut observer qu'une simple attaque de nerfs isolée ne suffirait pas pour établir le diagnostic ; le pronostic est grave, non parce que l'hystérie menace directement la vie, mais à cause de la durée de l'exaltation qui la suit et de l'imminence des récidives. Dans le traitement, on distingue les moyens qui s'adressent aux symptômes, et qui s'emploient pendant l'accès, et ceux qui ont pour objet la maladie elle-même. L'attaque exige quelques soins de surveillance pour empêcher que la malade ne se blesse ; quelques aspersions froides, des frictions sèches, la respiration de substances fortes et odorantes et quelques cuillerées d'une potion antispasmodique ou excitante. Quant au traitement général, c'est l'hygiène qui doit en faire presque tous les frais ; chez les femmes d'une forte constitution, l'hystérie cesse quelquefois par le mariage ; mais il faut se garder de l'opinion vulgaire qui confond et qui veut que l'hystérie soit la nymphomanie, passion, penchant insatiable et irrésistible à l'acte vénérien (ou de Vénus), maladie produite par un organisme nerveux, irritable. L'étiologie de l'hystérie est fort obscure. On peut considérer comme ses causes le tempérament nerveux, la vie oisive et sédentaire, les passions contrariées, la jalousie, les professions littéraires et artistiques, la fréquentation des bals, des théâtres, les lectures romanesques, les préoccupations de toutes sortes, et généralement tout ce qui exagère l'action nerveuse. L'hystérie diffère de l'épilepsie par la nature des mouvements convulsifs, qui n'affectent pas les muscles de la face, et par l'absence de salives écumeuses. A l'impuissance, à l'incertitude de la médecine, opposez les Barreaux et vous aurez un heureux résultat.

Hydropisie.

Le terme hydropisie est la dénomination générique sous laquelle on désigne tout épanchement de sérosités qui s'effectue soit dans la cavité des membranes séreuses et synoviales, soit dans les mailles des tissus cellullaires. La classification des hydropisies a varié suivant les époques et les progrès de l'anatomie pathologique. C'est ainsi qu'on les a divisées en aiguës et en chroniques ; on admet aussi les hydropisies essentiellement symptomatiques ; mais aujourd'hui il

est reconnu que l'hydropisie est le résultat
d'une altération locale ou générale qui modifie
l'exhalation ou l'absorption, et si l'on rencontre encore de loin en loin quelques épanchements de sérosités dont la cause organique soit
insaisissable, l'analogie doit faire rejeter, même
pour eux, la qualification d'essentiels. L'hydropisie générale est subite chez des individus
pléthoriques ou chez d'autres ayant ingéré une
grande quantité de liquides. Il y a l'hydropisie
par l'appauvrissement ou par l'altération du
sang, laquelle amène le plus souvent des épanchements séreux et la diminution de l'albumine
du sérum. Mais il est très douteux que la défi-
brination du sang et la diminution du nombre
des globules soient capables de déterminer le
phénomène de l'hydropisie. Les obstacles quel-
conques à la circulation veineuse sont la cause
la plus fréquente des hydropisies. L'obstacle
peut siéger soit dans les veines, soit dans le
cœur lui-même. Les lésions cardiaques qui produisent le plus souvent l'hydropisie sont les
dilatations des cavités et le rétrécissement
des orifices. Ces lésions déterminent la stagnation du sang dans les tissus ; d'où les épanchements séreux qui s'observent alors. Lorsque
l'obstacle gêne uniquement la circulation dans
une partie du corps, il en résulte une hydropi-

sie limitée. Il est facile de comprendre la production de l'épanchement dans ces différents cas en sachant se rappeler que les veines sont les agents principaux de l'absorption, et qu'un trouble dans leurs fonctions amène un défaut d'équilibre entre l'exhalation, qui reste la même, et l'absorption, qui diminue et peut même devenir tout à fait nulle. A ce genre d'hydropisie se rapportent tous les cas d'hydropisie de la rate et du foie causés par des tumeurs ou des cancers développés dans ces deux organes. Car toutes ces affections ralentissent la circulation du sang veineux, et affectent le péritoine, l'altération des reins, qui a pour symptôme constant la présence de l'albumine dans les urines, etc.

Selon le siège de l'épanchement séreux l'hydropisie reçoit des noms particuliers, tels que anasarque, leucophlegmatie, œdème, hydrorachis, hydrocéphalie, hydrothorax, hydropéricarde, ascite, hydrocèle, hydarthrose, — et enfin entrytée tous les épanchements renfermés dans l'ovaire.

L'hydropisie n'étant jamais qu'un symptôme, son pronostic dépend de la nature de la maladie qu'elle accompagne. Quant à son traitement, il exige beaucoup de soins. Ils consistent à essayer de combattre la cause de la maladie en favorisant l'évacuation du liquide épanché. Malheureusement, si on obtient un soulagement, il n'est que momentané. Quelquefois on incise et l'on ponctionne les parties qui sont le siège de l'épanchement ; outre ces moyens il en existe d'autres tels que les purgatifs, les vomitifs, les diurétiques, les sudorifiques, les vésicatoires. Tous ont pour but de provoquer les sécrétions artificielles et d'activer l'absorption au dépens du liquide épanché. Dans aucun cas on ne doit priver les malades de boisson, comme on le faisait autrefois ; le contraire est salutaire. Tous ces médicaments peuvent être supprimés par les Barreaux, qui les remplaceront avec avantage.

Névralgie.

Affection nerveuse qui atteint le plus fréquemment les nerfs. On désigne sous ce nom une douleur plus ou moins vive, continue, intermittente, irrégulière ou périodique, qui suit le trajet d'un nerf sans que celui-ci soit le siège d'aucune lésion matérielle et sans qu'il se produise aucun mouvement fébrile. La douleur est donc le symtôme prédominant et souvent unique de la névralgie ; elle consiste quelquefois en un léger engourdissement qui fixe à peine l'attention du malade ; mais, dans d'autres cas, elle atteint un degré tel que la douleur est intolérable. On observe aussi, dans les organes où se rendent les nerfs affectés de névralgies, des troubles fonctionnels qui varient selon la fonction des organes. Il est rare qu'une névralgie mette la vie en danger; mais sa violence est parfois si grande qu'elle rend l'existence insupportable. Les névralgies, rares dans l'enfance, sont fréquentes chez les adultes et chez les vieillards, mais plus particulièrement chez les gens de la classe aisée. Le tempérament nerveux, l'hérédité, l'état chlorotique sont ce qui prédisposent à leur développement. Parmi les causes occasionnelles, la plus puissante est l'action du froid humide ; puis viennent les émotions vives, la fatigue intellectuelle. Les névralgies sont généralement nommées d'après les nerfs qu'elles affectent; c'est ainsi que l'on distingue la névralgie frontale, la névralgie sous-orbitaire, la névralgie intercostale, fémorale, poplitaire, etc. Parfois elles tirent leur nom de l'organe où se distribue le nerf malade, comme l'odontalgie, la gastralgie, etc. Enfin, on appelle névralgie anormale des douleurs ordinairement chroniques, dont le siège varie à l'infini et se déplacent à chaque instant. On oppose à la névralgie une médication générale et locale, lesquelles varient avec les causes de l'affection ; ainsi, il suffit souvent de combattre l'état chlorotique d'une malade pour arrêter sa névralgie ; mais le plus souvent on en triomphe par une médication topique, qui seule a du succès et se montre, dans tous les cas, un utile adjuvant du traitement en général. Les narcotiques en sont la base ordinaire. Les Barreaux suppléent à toutes ces médications.

Névrose.

On désigne sous le nom générique de névrose un ordre de maladies qui paraissent avoir leur siège dans le système nerveux et qui consistent dans un trouble fonctionnel sans lésions sensibles dans la structure des parties, ou du moins sans lésions constantes offrant un rapport direct avec l'affection morbide. Les névroses ont pour caractère d'être apyrétiques, difficilement curables et de longue durée ; la plupart sont peu dangereuses, bien que parfois elles offrent un appareil symptomatique grave en apparence ; en outre, elles sont intermittentes et ne se manifestent que par accès survenant après un intervalle de temps variable. Les maladies que l'on range principalement dans la catégorie des névroses sont la névralgie, la céphalagie, la coqueluche, la chorée, l'épilepsie, l'hystérie, la catalepsie et le somnambulisme. En ce cas même, emploi des Barreaux.

Gastralgie.

C'est un terme générique donné à des affections de l'estomac assez mal déterminées. Elles n'ont qu'un symptôme : une douleur plus ou moins vive sans phénomène fébrile ; aussi les attribue-t-on à un état nerveux particulier. Parfois on observe ce symptôme, lors même que les fonctions digestives s'accomplissent régulièrement ; mais le plus souvent il est accompagné de quelque perversion de l'appétit ou de trouble dans la digestion. La douleur elle-même peut varier de nature et de siège ; tantôt c'est comme une contraction de l'épigastre ; tantôt une faim insolite, avec tiraillements, défaillances et sensation de brûlure à l'estomac, accompagnées d'excrétions abondantes de salive limpide, etc., et parfois de nausées. Autrefois, la gastralgie recevait le nom de cardialgie lorsque la douleur se faisait sentir vers l'orifice cardiaque ou supérieur de l'estomac, accompagnée d'autres tendances. L'étiologie de ces affections est très variée, car on voit la gastralgie succéder à l'action de toutes causes excitantes du système nerveux, comme à celles de toutes les causes débilitantes, et cela, indépendamment des causes locales qui agissent particulièrement sur l'appareil diges- tif. Le diagnostic de la gastralgie vraie, qui dépend des nerfs, n'est point facile; son pronos- tic n'est pas grave, du moins en général; il ne le devient que lorsque la maladie, par sa longue durée, a déterminé quelque trouble permanent des fonctions digestives qui entraîne le dépéris- sement du malade. Quant à son traitement, il est autant du ressort de l'hygiène que de la médecine. Bien plus, l'attention du médecin doit se porter sur l'organisation tout entière du malade ; car la gastralgie vraie n'est guère qu'une manifestation particulière de l'état ner- veux de l'individu. Améliorer ces organes, c'est les guérir : c'est le rôle des Barreaux.

Spasmes.

Contractions musculaires ou nerveuses; elles sont dites spasmodiques quand leur action se produit plus particlièrement sur les nerfs; elles sont qualifiées de convulsions lorsqu'elles af- fectent principalement les muscles. La durée des spasmes est extrêmement variable; quand ils sont faibles, ils deviennent tellement fré- quents qu'ils sont pour ainsi dire un état habi- tuel du système nerveux, qu'on nomme d'une manière générale névrosisme ; cet état est plus fréquent chez la femme que chez l'homme ; il disparaît dans la vieillesse ; les nerfs, cessant d'être volcanisés, les symptômes se trouvent tempérés. On remarque dans l'état nerveux deux degrés assez distincts qui constituent la mobilité nerveuse. La personne affectée se plaint d'une sorte de malaise qui la rend triste et morose ; seulement il suffit de la plus légère distraction pour que tout cesse ; mais à la moindre impression pénible le spasme se reproduit aussitôt ; les malades sont souvent tourmentés d'un besoin impérieux d'émotion, ce qui fait accroître la susceptibilité nerveuse ; aussi ces personnes sont fréquemment atteintes d'attaques de nerfs, c'est-à-dire de spasmes convulsifs accompagnés de pleurs et de cris. Ces symptômes nerveux donnent des causes de souffrances difficiles à énumérer et que la science seule peut définir ; malgré le rapport de cette affection avec l'hystérie et l'hypocondrie, auxquelles elle prédispose, elle ne doit pas être confondue avec ces dernières maladies, ainsi qu'on le faisait naguère. Bien qu'elle ne compromette pas l'existence, c'est une affection sérieuse ; elle empoisonne la vie par les souffrances, par le trouble qu'elle apporte dans un grand nombre de fonctions et enfin par la résistance qu'elle oppose à la thérapeutique. Car tout l'arsenal pharmaceutique a été employé contre cet état pathologique sans beaucoup de succès. A toutes ces causes ne pas craindre d'opposer les Barreaux.

Atrophie.

L'atrophie est une diminution du volume du corps ou de l'une de ses parties seulement, et son étymologie indique que cette diminution est causée par un défaut de nutrition L'atrophie peut porter sur un élément anatomique unique ou sur un organe tout entier ; en outre, tantôt elle s'observe comme un phénomène naturel, comme une conséquence du développement organique de l'individu, tantôt elle se présente comme un effet morbide, comme le résultat d'une maladie.

On distingue deux sortes d'atrophies, la physiologique et la pathologique ; la résorption de certains organes, tels que la glande hymus, est un exemple d'atrophie du premier genre. L'amaigrissement rapide, par résorption des vésicules adipeuses, qui s'observe dans presque toutes les maladies graves, en est la cause la plus fréquente, ainsi que le défaut d'exercice. Parmi les autres causes il y a la diminution dans la circulation de la partie affectée, l'affaiblissement ou la suppression de l'in-

fluence nerveuse, résultant soit d'une lésion
locale des nerfs, soit d'une altération dans
la partie des centres nerveux d'où émanent ces
nerfs eux-mêmes. La cause la plus commune de
l'atrophie générale est une lésion profonde de
quelqu'un des organes essentiels à la vie, de
l'appareil respiratoire, par exemple. L'atrophie qui résulte de cette dernière cause a reçu
les noms de consomption et de phtisie, qui tous
les deux ont la même signification. L'espèce
d'atrophie générale appelée sénile par les auteurs, et qui accompagne l'extrême vieillesse,
doit être regardée comme un cas d'atrophie
physiologique ou partielle ; comme elle n'est
jamais qu'un symptôme, c'est la maladie qui
en est la cause déterminante qu'il s'agit de
combattre en rétablissant la perfection du sang
et des nerfs. On en trouvera les moyens dans
la théorie des Barreaux.

Hypertrophie.

Ce terme est l'opposé d'atrophie ; il sert à
désigner tout accroissement excessif d'un organe ou d'une partie d'un organe, caractérisé
par une augmentation de son poids et de son
volume, mais sans altération réelle de sa tex-
ture intime. L'hypertrophie est le résultat d'une
nutrition anormale et trop active. L'anévrisme

actif du cœur, par exemple, est une hypertrophie des parois de cet organe, et l'obésité une hypertrophie des tissus adipeux (qui contient de la graisse). Cette affliction tendant à diminuer le sang, éviter cette cause par l'usage des Barreaux.

Le Rachitisme.

Maladie générale qui consiste dans une perturbation de la nutrition de tous les tissus et particulièrement des os ; par suite de cette perturbation, le développement de l'organisme tout entier s'arrête et se trouble ; les tissus osseux se ramollissent spontanément et les os éprouvent des déformations variées. Le rachitisme n'affecte guère que les enfants de six mois à quatre ans ; dans quelques cas, cependant, il se manifeste à l'époque de la seconde dentition ou même à la puberté et finit, si on ne parvient à l'enrayer, par tourner en maladie appelée consomption rachitique : amaigrissement général, tristesse, inquiétude, diarrhée, sueurs, urines abondantes, acides et chargées de phosphate de chaux ; fièvre continuelle. Pourtant les malades, la nature aidant, peuvent guérir, et, tout en restant difformes, prolonger leur carrière jusqu'à un âge avancé. Le traitement des rachitiques est presque entièrement hygiénique ; un régime fortifiant, aidé de quelques médicaments amers et toniques, comme les préparations de fer, de quinine, et tout reconstituant du sang. Mais ils ne peuvent être comparés aux Barreaux, qui peuvent seuls réellement reconstituer.

Crampes.

On a découvert que les crampes sont des affections spasmodiques symptomatiques — toujours douloureuses — du système de la vie animale ; nerveuses et musculaires, elles se font particulièrement sentir dans les muscles du mollet, de la jambe, du bras, du cou, des doigts, du pied, etc. On reconnaît diverses espèces de crampes : les unes, nommées accidentelles, ont pour origine une contrainte nerveuse ou une fausse position d'un membre ; les crampes originelles ne sont souvent que des douleurs gastralgiques (douleurs de l'estomac), crampes de l'estomac, contractions subites, douloureuses, qui se produisent aux parois de l'estomac par un rétrécissement des nerfs du thorax vers la région épigastrique, maladie du ventre qui rappelle les sensations d'une crampe et n'est autre chose que la gastralgie. La crampe, rigidité, contraction, raideur, diffère essentiellement d'une douleur simple ; elle est accompagnée d'une *nodosité* (nœud) qui se forme dans l'épaisseur des fibres et des nerfs musculaires, ce qui est l'indice d'une contraction spasmodique (convulsion des muscles); elle dépend de la convulsion d'un nerf ou d'une excision produite par certains poisons. C'est dans ce cas que survient le choléra. On observe encore des crampes singulières occupant l'index et le pouce, se montrant chez des personnes qui écrivent beaucoup, ce qui démontre que, si le sang reste stationnaire, les nerfs perdent leur souplesse ; c'est ce qui enraie leur fonctionnement chez les enfants jusqu'à leur croissance parfaite. Beaucoup souffrent de perturbations nerveuses qui occasionnent des convulsions terribles causant la mort ou laissant des suites funestes et irrémédiables qui empoisonnent leur adolescence et souvent leur·virilité.

C'est au commencement de la vie qu'il faut le plus songer à la parfaite conformation de notre être. Nous ne saurions donc trop recommander l'usage des Barreaux magnétiques, qui seuls peuvent établir la parfaite harmonie de nos organes, à moins de désorganisation originelle, et encore !

Phtisie et Bronchite chronique.

Ce mot signifie consomption ; on l'employait autrefois pour désigner des affections dont la mort était le résultat ; on en admettait de plusieurs genres, tels que pulmonaires, hépatiques, dorsales, etc. Aujourd'hui, le mot se généralise pour désigner les affections tuberculeuses des poumons, affections souvent accompagnées d'étisie ou de consomption. La phtisie pulmonaire commence par une petite toux sèche qui dure souvent des années sans s'adjoindre aucun autre symptôme déterminant, ce qui fait qu'on ne reconnaît la maladie qu'arrivée à son période désastreux. Souvent les crachements de sang sont les premiers avertissements qui fixent la diathèse ; outre une expectoration muqueuse, une fièvre continue, des sueurs abondantes, les fonctions restent dans de bonnes conditions ; les forces musculaires même restent assez longtemps ; mais, dès que la fièvre hectique est déclarée, la maigreur fait de notables progrès : alors pâleur de la peau, joues creuses, lèvres rétractées. Bien que les douleurs soient à peu près nulles et variables, elles consistent plus particulièrement en points de côté ; les crachats sont généralement muqueux, opaques, mêlés de

bulles d'air de coulenr jaune ou blanc jaunâtre. Tous ces signes ne peuvent fixer ; ce
n'est que par la percussion et l'oscultation que
l'on peut déterminer la nature de la maladie.
Les causes de la phtisie, pour être entrevues, ne
sont pas déterminées d'une manière certaine ;
on regarde généralement comme causes le
séjour habituel dans un lieu humide et froid,
où l'air n'est pas renouvelé ; une mauvaise et
insuffisante alimentation ; le défaut de mouvement et d'exercice dans la jeunesse ; la passion
de l'onanisme, cet excès dégradant, ainsi que
ceux de Vénus, sont les causes capitales de
cette maladie, qui décime la plus belle partie de l'espèce humaine. Pourtant, par une
suite de prédispositions héréditaires, souvent
elle survient sans cause, se développe le plus
souvent à l'époque de la puberté ou peu après.
La guérison de cette maladie n'est pas toujours au-dessus des miracles de la nature ;
mais la science ne possède pas encore de
moyens certains d'atteindre ce but. Jusqu'à ce
jour on a essayé, contre cette terrible maladie,
tous les moyens possibles, mais sans succès.

L'hygiène seule a pu soulager et prolonger
les jours des malades sans pouvoir les sauver ;
et les gens de l'art qui ne croient pas à sa cu-
rabilité sont nombreux.

Donc, éviter cette maladie serait un bienfait inappréciable. Si vous guérissez les affligés, les atteints, vous éviterez à leur progéniture une calamité qui fait, par l'hérédité, plus de victimes que les guerres les plus désastreuses. Toutes les maladies, avec l'emploi des Barreaux, peuvent devenir curables, si la désorgation n'est pas radicale et s'il n'y a pas essence originelle trop déterminée. On pourrait assurer l'efficacité du remède, si le germe originel était le même pour tous ; mais la nature, par des causes inconnues à notre ignorance, a été partiale en affligeant plus les uns que les autres, ce qui est sans doute dû aux différences d'organisme des procréateurs.

Le plus beau don que la nature puisse accorder à l'homme est sans contredit, la santé. Sachons donc la conserver ; car de nous seuls dépend le secret. Soyons-en plus avares que de notre bourse ; il est plus facile de réparer les pertes de l'une que celles de l'autre.

L'hygiène raisonnée, les remèdes simples et démontrés, vous mettent à même de vous soigner vous-même et sans autres études qu'un raisonnement *sain*. Ainsi on triomphera toujours d'une origine défectueuse. Quel avantage, lorsque chacun pourra se soigner soi-même, se guérir ou prévenir les maladies qui peuvent devenir graves! On évitera de voir à l'aurore de la vie de belles natures s'étioler et mourir à la fleur de l'âge faute de précautions nécessaires.

Aussi, nous ne le dirons jamais assez, mettez en pratique les Barreaux magnétiques et vous pourrez vous croire dans le lit céleste du docteur Graham, qui rendait à celui qui avait le bonheur de coucher dessus la santé, les forces du corps, la paix de l'âme, du cœur et une longévité illimitée. Sans oser promettre autant de miracles, les preuves ont démontré qu'aucune maladie ne saurait nous atteindre et serait combattue avec succès par l'emploi de ce suprême moyen; on éviterait les remèdes trop pratiqués, dont l'énumération est innombrable et qui, variés dans leurs usages, amènent des complications et des maladies que la science est souvent impuissante à soulager.

En observant attentivement tout ce qu'on préconise sans résultats bien notables, on reste attristé de voir que, pour éviter un malaise, on se rend malade par l'abus de remèdes qui, se combattant les uns les autres, établissent dans notre intérieur des combinaisons chimiques qui se nuisent et qui par leurs résultats fatiguent et désorganisent notre système et causent des perturbations qui sont souvent les causes de maladies cruelles; car, il ne faut pas l'oublier, notre individu est le plus puissant alambic qu'il soit donné de connaître. Grande serait l'erreur de ceux qui voudraient en nier les effets ; on les prouve.

Cette vérité étant établie, soyez prudent dans l'usage des remèdes, surtout internes ; attachez-vous à la chose unique, capitale : purifier le sang en lui donnant les éléments essentiels, en le débarassant des choses étrangères à son bon fonctionnement, en lui conservant ses globules, son sérum, sa fibrine, le fer, l'oxygène, etc., qui le composent, sans quoi tous les maux et la mort sont à craindre. Avec la pureté du sang vous avez l'assurance d'une longue vie sans douleur et sans trouble.

D'après tout ce qui a été dit, l'immense avantage qu'il y a de posséder un sang pur peut se nommer divin, sublime don. En le possédant on peut se croire exempt de toutes les maladies — la nomenclature en est immense — qui ont pour toute origine la désorganisation du sang.

Les Barreaux magnétiques seuls possèdent la propriété de rendre au sang ses éléments indispensables, tel qu'il a été dit d'autre part.

Les Barreaux magnétiques peuvent s'appeler remèdes internes et externes, étant, par leur fluide magnétique, opérateurs dans les deux hypothèses.

———

Cette revue des vingt-huit maladies les plus fréquentes dans notre existence, sans y joindre les fièvres de toutes sortes, les affections herpétiques et autres, démontre suffisamment ce que doivent être nos soins pour la conservation dans sa pureté d'une substance aussi essentielle à notre santé, à notre existence que le sang. En effet, sans sa pureté, toutes les maladies désignées ci-dessus peuvent, — l'une ou l'autre, — nous atteindre et nous affliger.

Heureusement, la nature est un grand opérateur. N'est-ce pas elle qui nous donne tous les remèdes utiles à notre pauvre nature ou espèce? Car l'homme est impuissant à rien trouver en dehors de son sein. Mais elle nous laisse chercher et deviner leurs applications, qui reposent sur le discernement de certains chercheurs heureux qui ont pu rencontrer des remèdes sans pouvoir assurer d'en avoir fait la preuve ou l'application avec certitude. Si la science était arrivée à cette assurance, l'espèce humaine serait immortelle. Pourtant il faut croire et dire qu'à côté du mal il y a le remède ; tout gît dans la découverte appropriée au mal, et toutes nos affections seraient supprimées si nous possédions ce remède, que les animaux ont l'instinct de trouver.

Il n'est pas douteux que les maladies soient

causées par la désorganisation du sang, des nerfs et des muscles ; que si, par une découverte ou un inconnu quelconque, on pouvait établir le bon fonctionnement de ces organes, on aurait anéanti la plus grande partie de nos maux ; que nous les éviterions si nous savions reconnaître le remède que la nature nous a donné — le fer — et qui joue le plus grand rôle dans les trois règnes de la nature ; car enfin qui peut nier son influence sur les minéraux, sur les végétaux, sur les animaux et surtout sur nos organes? Le fer est partout; on peut même dire que rien ne vit sans lui. Ses phénomènes, aussi merveilleux qu'incompréhensibles, étonnent tous ceux qui cherchent à les définir et qui sont loin de les comprendre.

En effet, qui ne connaît les miracles de l'attraction de l'aimant sur le fer? Mais qui peut en expliquer les causes déterminantes? Personne. Pourtant on ne peut nier ces merveilles. Donc, pour que ce phénomène existe, il faut qu'il y ait entre ces deux corps une affinité et une attraction qui sont pour nous des merveilles incompréhensibles et inexplicables. En conséquence, on doit regarder cette recherche des premiers principes comme un pur être de raison dont l'idée ne sert qu'à troubler et à égarer.

Pourtant, ce qui établit que le fer magnétique

peut être attractif à tous nos maux, sans que la science connaisse les causes qui font rapprocher les corps les uns des autres, ni ne sache si la force qui produit cette attraction est inhérente au corps ou consiste dans l'émanation d'un agent extérieur, — phénomène inconnu qui est peut-être une affinité due à la capillarité des corps, — c'est que, pour expliquer ce phénomène magnétique, les physiciens admettent dans les corps sensibles au magnétisme l'existence de deux fluides impondérables qu'ils nomment fluide austral et fluide boréal. Dans cette hypothèse, ils supposent que ces deux fluides demeurent à l'état de combinaison inconnue. Aussi est-on porté à croire que c'est cette combinaison, qui a une affinité avec les éléments qui composent notre être et qui, par son courant attractif, opère en passant, par la vertu de l'imbibition, à travers nos fibres capillaires, enveloppe nos organes d'une auréole composée de ses fluides et donne au sang les éléments qui peuvent lui manquer, le fer et l'oxygène, ce qui établit l'équilibre et donne aux organes l'uniformité, la mesure et la régularité de leurs invariables fonctions. Ce phénomène est aussi difficile à définir qu'à démontrer.

L'expérience seule l'a prouvé ; car il existe dans les phénomènes réunis de l'attraction et de la capillarité des fluides du fer magnétique, et en raison de la perméabilité de nos tissus, qui jouissent de la propriété d'être perméables aux fluides magnétiques ou gazeux, même après notre mort. Cette propriété dépend des pores invisibles de tous les tissus et s'appelle imbibition ; c'est ce qui explique comment les fluides gazeux peuvent pénétrer dans le sang pendant l'acte respiratoire, sans que pour cela les globules sanguines s'échappent jamais hors de leurs vaisseaux ; les fluides gazeux traversent les membranes pulmonaires et se dissolvent dans le sang, qui circule dans les innombrables vaisseaux capillaires dont cette membrane est couverte ; les substances qu'un liquide tient en dissolution pénètrent avec lui au travers des tissus : voilà donc la cause de l'imbibition ou de la perméabilité des tissus. Organiser est la tendance qu'ont les substances à se répandre uniformément dans le fluide où elles sont dissoutes.

D'après toutes les expériences reconnues, il n'est plus discutable de refuser au fer magnétique ses qualités merveilleuses de magnétisme et d'assimilation ; aucun corps ne les possède au même degré que lui, ni le nickel, ni le manganèse, qui sont beaucoup plus rares et plus chers.

De plus, le fer, sous aucune forme, ne possède de propriétés vénéneuses ou nuisibles. S'il n'était le plus commun, il serait le plus recherché par l'homme, vu ses qualités utiles. Quelques louanges que les chimistes aient données à l'or pour ses vertus médicinales, l'expérience a prévalu en faveur du fer ; elle nous démontre qu'il est aussi utile dans le commerce de la vie qu'en médecine, où son usage rend au sang sa plasticité, augmente les globules et ramène rapidement le teint ; car il n'est pas rare de voir des personnes atteintes de pâleurs mortelles arriver à la pléthore après l'anémie ; en outre, il est astreingent, modifiant puissamment la surface des ulcères ; on l'emploie pour arrêter les hémorragies, dans les maladies scrofuleuses et la maladie des os, le rachitisme. Le fer est tonique, astringent, reconstituant du sang ; c'est ainsi qu'il restitue rapidement le cruor ; aussi est-il un remède héroïque contre l'anémie, la chlorose et contre tout le cortège des accidents nerveux et autres qui accompagnent ces affections.

Comme remède interne, il n'a pas toujours le degré d'assimilation qu'on attend de lui ; sa préparation offre des difficultés que certains préparateurs ne peuvent pas toujours atteindre, ce qui rend le remède nul et sans effet ; du reste, certains savants prétendent

6.

qu'il n'est pas assimilable à l'état où on l'emploie.

L'usage externe que je propose possède, au contraire, toutes les qualités assimilables, sans qu'aucune préparation soit nécessaire ; car, en raison de son merveilleux principe d'assimilation, il rend au sang de l'individu à qui il manque les deux ou trois grammes de fer que doit contenir ce sang. Cet équilibre établi, il sera facile de reconnaître l'attraction du magnétisme du fer réparti dans le sang avec le magnétisme des Barreaux ; la conviction sera parfaite quand on aura joui des bienfaits de ce phénomène.

Après, aucun doute ne sera possible sur l'efficacité d'un principe dont la définition peut étonner, mais dont les résultats sont tellement indéniables qu'il faut mieux croire que d'essayer de comprendre, surtout que de se priver de la découverte d'un bienfait dont la recherche longue et illimitée pourrait exposer à rester dans l'oubli.

C'est le cas des Barreaux magnétiques, dont les propriétés sont innombrables, sans qu'il soit, quant à présent, possible d'en expliquer les causes par une démonstration certaine, ce que la science pourra faire un jour, il faut l'espérer ; mais, en attendant cette recherche, faites usage des Barreaux, vous préviendrez le mal avant son apparition ; car vaut mieux prévenir que guérir.

Pourtant, d'après toutes les découvertes savantes faites depuis quelque temps, l'auteur ose émettre à ce sujet son opinion sur ces précieuses découvertes, qui viennent aider à confirmer ce qu'il avance.

Car étant reconnu que le cuivre, le plomb, le mercure, l'étain, l'oxygène, etc., entrent dans la composition du sang à des degrés moindres que le fer, c'est en raison sans doute de ce faible magnétisme que l'on peut en cela reconnaître la base de la métallothérapie découverte par le savant docteur Burq.

Car si, ainsi qu'il est démontré, notre sang contient plusieurs métaux, il ne faut pas s'étonner de cette découverte ; si le sang de chaque individu contient une quantité variée de chacun des métaux désignés ci-dessus, il est facile d'établir que tel métal convient mieux à un sujet qu'à un autre ; c'est qu'il y a assimilation directe entre le métal appliqué et celui le plus répandu dans le sang de chaque individu ; si on est amené à croire que ce soit là la cause du soulagement, rien n'établit que le sang en soit amélioré, mais c'est une preuve indéniable qu'il y a assimilation pour les métaux répandus dans le sang ; donc, celle du fer n'est plus discutable, et comme le fer doit être répandu en plus grande quantité dans le sang que les autres, que le fer seul lui donne sa couleur, ses globules et son oxygène, c'est donc le fer seul qui peut reconstituer ses éléments.

L'oxygène, si indispensable à notre existence, ne peut nous être donné qu'à la condition de résider dans des lieux sains et non épidémiques ; autrement, comme le démontre le savant M. Pasteur, nous sommes exposés à être envahis par des miasmes inpondérables appelés microccus, bracteries, vibrions, etc., qui s'emparent de nous, nous étreignent, saturent l'air que nous respirons, s'introduisent dans notre sang et en absorbent tout l'oxygène nécessaire à notre existence, corrompent nos globules, tuent l'homme aussi bien que l'animal qui en est affecté.

Si, comme on ne peut le contester, cette théorie est malheureusement vraie et pas contestable, elle rend l'usage des Barreaux magnétiques précieux, en ce que le fer, étant avide d'oxygène, qu'il puise dans la nature et qu'il rend par son fluide bienfaisant, le répend sur tous les corps qui lui sont assimilables et attractifs, comme nos organes, qu'il entoure, qu'il étreint, de telle sorte qu'il anéantit tous les parasites, en reconstituant l'oxygène, qu'il renouvelle sans cesse.

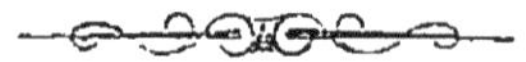

EMPLOI DES BARREAUX

ET MOYEN DE LES FAIRE SOI-MÊME

Il suffit de prendre du fer magnétique de Suède, de Norwège ou tout autre provenant de terrains de cristallisation.

Suivant l'âge de la personne, malade ou non, que vous voudrez préserver, prenez dans la table ci-contre les mesures des Barreaux qui correspondent à son âge, coupez-les de dimensions voulues ; une fois ces préparatifs opérés, polissez-les, soit à la meule, soit à la lime ou tous autres moyens, ayant soin de faire à un des bouts une marque, afin que toutes les opérations faites partent de ce point ou de cette marque, sans jamais frotter en revenant ; faire en sorte, autant que possible, de se placer de manière à faire face au nord. Les récrouir au moyen du banc à tirer contribue beaucoup au succès. A ceux qui pourront le faire, je les y engage. C'est notre manière de procéder avec une machine spéciale.

Une fois ces opérations terminées, vous n'aurez qu'à placer les Barreaux dans votre lit, sous votre premier matelas, ayant soin de ne laisser aucun corps isolant entre vous et les Barreaux ; dans un cas extrême, le mieux serait de les mettre entre le drap et les matelas, si on ne s'en trouvait pas gêné ; n'en arriver là que devant une maladie chronique et rebelle, qui cède avec le temps.

Avoir soin d'éviter que les Barreaux ne se rouillent, car l'oxyde anéantit les propriétés magnétiques ; à ce sujet, tout moyen peut être employé à enlever la rouille, soit avec du grès, soit avec du papier de verre ou d'émeri n°s 5 et 6, en observant toujours de frotter dans le même sens qu'on a observé pour polir les Barreaux, c'est-à-dire à partir de la marque faite, sans jamais frotter en revenant.

Cette sujétion du nettoyage peut être évitée en se servant de Barreaux nickelés, qui, eux, ne s'oxydent jamais et ont peut-être plus de puissance par le fait que, n'étant jamais oxidés, le courant s'établit mieux ; tous insuccès sont ainsi prévenus, leur fonctionnement étant tojours le même ; seulement, ils sont d'un prix pélevé.

Voir le tableau ci-dessous, qui donne les dimensions des Barreaux pour chaque âge, les prix de chaque série, ordinaires et nickelés :

DIMENSIONS ET PRIX DES BARREAUX

(LA PAIRE)

SÉRIES	LONGUEUR	LARGEUR	ÉPAISSEUR	AGES	PRIX nickelés	PRIX non nickelés
N° 1	40 cent.	60 mill.	10 mill.	De la naissance à 6 ans	18 fr.	12 fr.
— 2	50 —	65 —	10 —	De 7 à 12 ans	21 fr.	14 —
— 3	60 —	70 —	10 —	De 13 à 18 ans	24 fr.	16 —
— 4	70 —	75 —	10 —	De 19 à 24 ans	27 fr.	18 —
— 5	80 —	80 —	10 —	De 25 à la fin	30 fr.	20 —

NOTA. — Bien retenir que les Barreaux non nickelés sont aussi puissants que ceux nickelés, à la condition d'être toujours bien nettoyés.

Pour les personnes qui ne voudraient pas se donner la peine de les faire elles-mêmes, le prix en est tellement restreint que j'espère avoir leur confiance, si ce que j'expose peut les convaincre de la bonté de ma théorie.

Cette confiance m'étant accordée, je m'efforcerai de la mériter en servant consciencieusement les commandes qui me seront faites, exactement conformes au tableau. Ne pas oublier l'âge de la personne, ce qui guide pour la préparation des Barreaux.

Le numéro de la série marquée au tableau donne le prix de chaque paire de Barreaux ; il suffira d'envoyer le prix avec la commande, à M. JACK, *chimiste*, 3, *rue d'Allemagne, Paris,* pour recevoir bien emballé.

Nous fournirons des détails explicatifs avec les Barreaux, cinq jours après la demande, s'ils ne sont pas nickelés, et trois jours plus tard pour les nickelés, cette opération étant délicate.

Paris. — Comp. gén d'imp. 18 et 19. Passage de l'Opéra.
Succursale. 194, rue La Fayette.
L'Administrateur-Directeur : L. DE LA SAIGNE.

www.ingramcontent.com/pod-product-compliance
Ingram Content Group UK Ltd.
Pitfield, Milton Keynes, MK11 3LW, UK
UKHW020004080726
13614UKWH00003B/1268